Der Darm ist der Spiegelbild der Haut

Wahre Schönheit

kommt von innen

SCHÖNE HAUT, GESUNDER DARM

UND EINFACHEN METHODEN

ZUR GESUNDHEIT

Autor : M. Rockit

Inhalt

Disclaimer-Alle Inhalte dieses Ratgebers wurden nach bestem Wissen und Gewissen verfasst und nachgeforscht. Allerdings kann keine Gewähr für die Korrektheit, Ausführlichkeit und Vollständigkeit der enthaltenen Informationen gegeben werden. Der Herausgeber haftet für keine nachteiligen Auswirkungen, die in einem direkten oder indirekten Zusammenhang mit den Informationen dieses Ratgebers stehen.   69

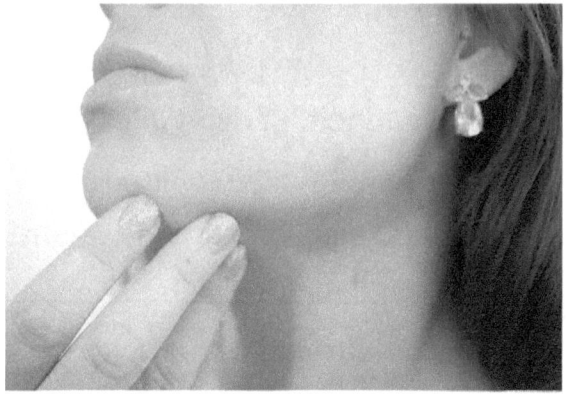

Vorwort

Heutzutage, ist Gesundheit nicht nur eine Art von Leben geworden, sondern auch ein "Trend" geworden. Wenn man schnell durch die Seite einer Zeitschrift durchblättert oder einfach einen Blick auf die Werbungen einer Webseite wift, könnte man fast überfordert werden von den Reisigen Mengen gesundheitlicher Tipps und neuen Methoden zur gesunden Ernährung. Es lässt sich nicht so schwer vorstellen, warum das eigentlich so ist. Es gibt nichts was wichtiger ist als Gesundheit. Dazu passt auch das Sprichwort:

"Gesundheit ist nicht alles –
aber ohne Gesundheit ist alles nichts".
Gesundheit ist also wichtig und natürlich
glücklich zu sein.

Aber oftmals sind diese beiden Dinge ganz stark im Zusammenhang mit einander. Wenn man sich gut fühlt, ist man oft auch glücklicher. Und von meinen Erfahrungen, wenn man Glücklicher ist, dann fühlt man sich auch selbstbewusster und vielleicht auch sexy. Keine Sorge, Sie haben nicht verlesen, ich habe sexy auch ernst gemeint!

Leider fühlt sich niemand immer zufrieden. Es gibt immer Dinge, die wir besser machen könnten. Und ab und zu kommt das Leben ständig einem in die Quere. Ich weiß, wir alle sind beschäftigt mit dem Alltag. Vielleicht haben Sie Stress mit den Kindern, stress mit dem Chef, Stress mit sich selbst, usw. Oder Sie sind ab und an einfach unzufrieden mit dem Ausmaß an verschwendeter Zeit, die man jeden Tag ausgeben muss, für notwendige aber leider meistens langweilige Sachen.

Wir haben alle schlechte Tage, an denen wir keine Lust darauf haben uns gesund zu ernähren. Tage, an denen wir nichts anderes wollen, außer eine ganze Tüte Kinder Schokolade zu essen, oder eine ganze Flasche Weiß Wein zu trinken. Das ist verständlich!

Vielleicht werde ich das heute Nacht machen!

Aber mein Punkt ist, dass wir Menschen sind! Und keine Götter. Und deswegen sind wir nicht immer so vernünftig wie erwartet.

Und das ist ganz okay, weil zum Glück sind unsere Körper wirklich erstaunlich geschaffen! Absolute Wunderwerke sind unsere Körper!!

Genauso wie unsere Gesundheit und Glücklichkeit
im Zusammenhang mit einander sind, sind auch
alle unsere Organe zusammen verbunden. Sie
wirken sich auf einander ein, um zu versichern,
dass alles mit uns in Ordnung ist.
Oftmals, wenn ein Problem schon gelöst ist, folgend
die anderen Probleme auch. Unsere klugen
Entscheidungen bezüglich unserer Gesundheit
strahlen durch unseren ganzen Körper. Und häufig
passiert es wie bei einem Domino-Effekt.
Im End Effekt, die kleinen einfachen Dinge, die wir
jeden Tag beeinflussen können, könnten auch auf
andere Körperteile positiv wirken.

Zum Beispiel der Darm. Fast jede Person unterschätzt die Wichtigkeit des Darmes. Der Darm ist die letzte Haltestelle des Verdauung System und kriegt all unseren Giftmüll von unserem Körper ab. In anderen Wörtern: ohne unserer Darm könnten wir kein ganzes Säckchen Kinder Schokolade essen und keine ganze Flasche Wein trinken ohne uns Sorgen darüber machen zu müssen.

Aus diesem Grund allein gewinnt der Darm eine Medaille. Wenigstens sollte es eine Medaille gewinnen.

Im Jahre 2014 hat Giulia Enders, eine Wissenschaftlerin, Studentin der Medizin und Autorin aus Mannheim, bei einem Science Slam den 1. Platz gewonnen und daraufhin hat sie ein Buch über den Darm geschrieben, welches ein Bestseller geworden ist und in ganz Deutschland die Leute aufhören hat lassen. Das Buch heißt "Darm mit Charme – alles über ein unterschätztes Organ" und erläutert auf tolle und verständliche Art und Weise für den Laien dieses tolle Organ. Zudem beschäftigt es sich mit den neuen Forschungen und wie wir mit diesem neuen Wissen unseren Leben verbessern können.

Wenn meine kurze Zusammenfassung Sie nicht fesselt, sollte ich auch erwähnen, dass die Art und Weise in der Giulia Enders schreibt, ist nicht nur spannend und interessant, sondern auch lustig und unterhaltsam. "Darm mit Charm" ist kein langweiliges wissenschaftliches Buch, in dem die Autorin langatmig von Dingen redet, die man am nächsten Tag schon vergessen hat. Das Buch ist hilfreich, kurzweilig, und charmant (wie der Titel es bereits andeutet).

Aber was am tollsten ist, ist dass, Sie nicht direkt im Buchladen jetzt reinlaufen sollten und das Buch sofort fest greifen müssen. In der zwischen Zeit, können Sie einfach weiterlesen und auch ein paar interessante Neuigkeiten erhalten.

Der Darm

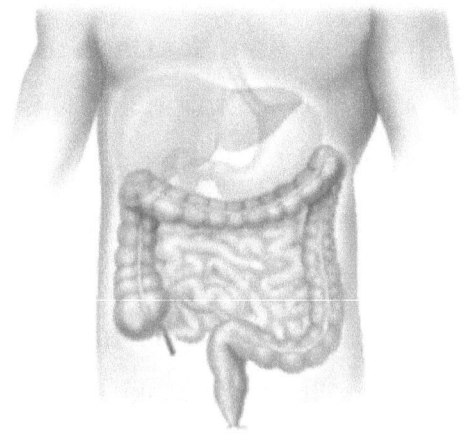

Wie schon vorhergesagt, eliminiert der Darm die nutzlosen Giftstoffe, die wir nicht mehr in unseren Körper haben wollen. Aber der Darm nimmt auch Wasser und wichtige Mineralien auf. Das ist wesentlich für unser Weiterleben.

Eine Vielfalt von mehr als 500 unterschiedlichen Bakterien plus andere zusätzliche Mitbewohner siedeln in unserem Darm und helfen uns bei der Verdauung (Aufspaltung der Makro-nährstoffe wie Fett, Proteinen und Kohlenhydraten, sowie Mikro-nährstoffe wie Vitamine, Mineralstoffe und Spurenelementen, der Produktion von Hormonen und mit dem Ausgleich des pH- Wertes. Sagenhaft oder!?

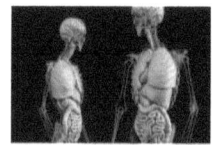

Noch viel krasser ist die exaktere Zahl dieser 500 unterschiedlichen Arten von Bakterien:

denn sage und schreibe insgesamt 10 Billionen Bakterien leben in unserem Darm!

Eine riesige Symbiose von guten und schlechten Bakterien wohnt in unserem Bauch! Insgesamt machen sie somit ein Gewicht von 2 Kilogramm Darmgewicht aus! Interessant ist auch zu wissen, dass diese 10 Billionen Bakterien **eine größere Anzahl** ergeben als alle Zellen im Körpers zusammen!! Somit macht es vollkommen Sinn, dass der Darm einen viel größeren Einfluss auf unsere Gesundheit hat als alle anderen Zellen im Körpers! Und gerade diese Bakterien sind der heimliche Star unseres Organismus.

Diese tollen kleinen Kerlchen helfen die Nahrung aufzuspalten, indem sie lebenswichtige Stoffwechselprodukte, Enzyme und Vitamine produzieren und in den Organismus rein transportieren. Sie bekämpfen zudem krankmachende Viren und Bakterien, indem sie diese Fremdkörper an sich binden und unschädlich machen. Unsere guten Bakterien bilden eine Barriere an der Darmschleimhaut und verhindern somit, dass giftige Substanzen über die Darmwand in unseren Organismus gelangen. Somit ergibt es sich völlig logisch, dass die Bakterien des Darms 70% des Immunsystems ausmachen!!

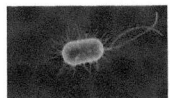

Man übertreibt nicht, wenn man den Colon, wie er
auf Lateinisch heißt, als Mikroökosystem
bezeichnet! Und somit ist es auch logisch, dass es
zu Krankheiten kommen kann, wenn manche guten
Bakterien fehlen oder besser gesagt das
Gleichgewicht von guten zu schlechten Bakterien
durcheinander gekommen sind.

Und hier noch mehr Fakten für alle Zahlen-fans: würde man Dünn- & Dickdarm ausrollen, würde er eine Fläche von etwa 500 m² ergeben, was man sich in etwa wie 2 Tennisfelder vorstellen kann. Die Haut, welche auch nicht gerade klein ist, hat aber gerade mal die lächerliche Fläche von 2 m² !!!). Andere Forscher sagen es noch spezifischer, indem sie sagen, der Darm würde ausgerollt das 100-fache der eigenen Haut entsprechen. Betrachtet man nur die Länge, dann bringt es der Darm auf eine Länge von 8 Metern!

Also, wenn Sie denken, dass niemand etwas für sie tut, dann erinnern Sie sich an Ihre kleine aber kräftige Bakterien Armee, die jede Sekunde auf Standby-Modus in Ihrem Darm zum Kampf bereit ist.

Die Anatomie des Darms

Noch ein paar Sätze zur Anatomie in unserem Bauch:

der Darm besteht aus dem Dünndarm, Dickdarm mit Mastdarm und prinzipiell noch dem Blinddarm. Natürlich ist die Funktion des Blinddarms umstritten (manche rechnen ihm doch tatsächlich ebenfalls einige Verteidigungsaufgaben an, manche Forscher meinen dies sei nicht richtig) – doch offiziell gehört der Blinddarm zum Darmtrakt dazu.

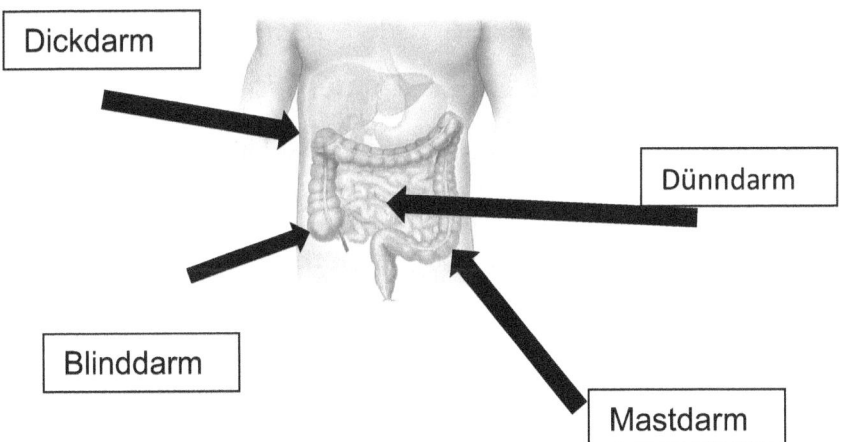

Der Dickdarm ist ungefähr 167 cm in Lebensgroß, dass ist fast so groß wie ich!

Aber wie soll man überhaupt wissen, ob man einen gesunden Darm hat oder nicht?

Tätigkeiten des Darms

Wo beginnen wir eigentlich? Zuerst, soll man 2- bis 3-mal am Tag Stuhlgang haben. Ihr Stuhlgang soll hellbraun sein, es soll nicht komplett schrecklich riechen und es soll einfach rausfallen, ohne viel Mühe zu geben.

Das klingt überhaupt nicht wie die Realität, oder?

Ich dachte nur Tiere und Babys sollen 2- bis 3-mal am Tag Stuhlgang haben.

Aber da gibt es auch noch andere Quellen und Forscher, die meinen, alles zwischen 3-mal am Tag und 3-mal in der Woche die Norm sei. Einige Heilpraktiker und Naturärzte sagen auch, dass es nur entscheidend ist, ob sich die Gewohnheiten geändert haben.

Das heißt, wenn man bisher jeden Tag das stille Örtchen aufsuchen musste und nun die ganze Woche nicht mehr kann ... das kann ein Hinweis auf eine Erkrankung sein, wenn man nicht gerade auf einer Fernreise ist oder mit einer Erkältung zu kämpfen hat. Denn oftmals dann kommt der natürliche Rhythmus des Darmes durcheinander. Außerdem gibt es noch viele andere Dinge, die für den Darm gesund sind.

Haut und Darm

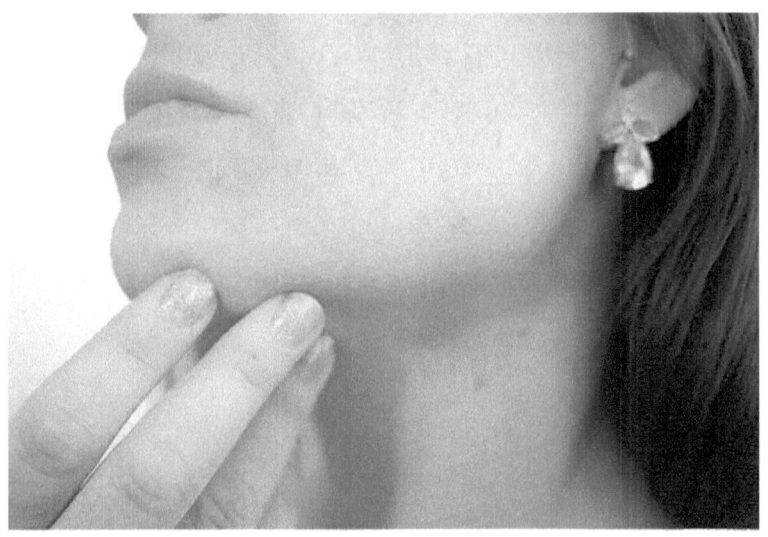

Ihrer Haut zum Beispiel. Wenn unser Darm gesund ist, ist unsere Haut auch für die meiste Zeit gesund!

Gesunder Darm bedeutet gesunde Haut?

Aber worauf kommt das überhaupt an? Die Wissenschaftler wissen immer noch nicht ganz genau warum. Aber Menschen, die starke Bemühungen an den Tag legen einen gesunden Darm zu haben (meist durch gesunde Ernährung und/oder einer Darmsanierung) sagen, dass die Haut sich danach verbessert und zum Beispiel Neurodermitis oder eine allgemein glanzlose, fahle Haut sich deutlich verbessert haben.

Giulia Enders (unsere bekannte Autorin) legt viel Wert auf die Gesundheit ihres Darmes, weil Sie früher Hautprobleme hatte. Sie war mit Neurodermitis diagnostiziert und wusste nicht, was Sie dagegen tun sollte. Nach vielen gescheiterten Versuchen hat sie endlich realisiert, dass Sie sich nicht auf ihre Haut-problem konzentrieren soll, sondern auf die Probleme ihres Darmes. und so bald wie Sie, dass erkannt hatte, hat sich ihr ganzes Leben geändert.

Wenn man die Menschen auf der Straße zum Darm befragt, fällt auf, dass viele nur wenig Ahnung vom diesem wichtigen Organ haben. Vor dem Schreiben dieses Artikels wusste ich auch fast gar nichts davon. Die meisten wissen zwar in etwa wo er liegt, doch fällt dieses Wunderwerk nur auf, wenn auf dem stillen Örtchen etwas nicht mehr so funktioniert, wie es eigentlich funktionieren sollte. Wenn sich zum Beispiel Obstipation (besser bekannt unter dem Namen Verstopfung),

Hämorrhoiden (kleine sackartige Ausstülpungen der Gefäße am Anus) oder Durchfall einstellen.

Durchfall ist meist durch einen Magen-Darm-Infekt oder ein verschimmeltes Lebensmittel bedingt, können aber auch mal auf schlimmere Erkrankungen wie Morbus Crohn oder Colitis ulcerosa hinweisen. Bei diesen Erkrankungen hat man sehr oft schleimigen, blutigen Durchfall mit Blähungen, Schmerzen und anderen Symptomen. Der ganze oder nur ein Teil des Darmes sind entzündet.

Seit die Bundesregierung gezielt auf Darmkrebs aufmerksam macht, wissen schon deutlich mehr Bundesbürger von dieser Erkrankung – doch zur Vorsorgeuntersuchung gehen trotzdem immer noch nicht genügend Menschen. Dies liegt wohl vor allem an 2 entscheidenden Dingen: so muss zum einen eine Flüssigkeit getrunken werden, die nicht gerade mit Bier- oder Weingeschmack gesegnet ist. Und zum anderen leuchtet der Arzt einen Großteil des Darmes mit einer kleinen Kamera ab, während man im Traumland ist. Nicht gerade eine tolle Vorstellung, wie eine fremde Person eine Kamera in unser Allerheiligstes einführt und sich darin umschaut oder?

Oder vielleicht ist es eine tolle Vorstellung, wer weiß?

Hauptsache, ich verurteile niemanden. Und die anschließenden Blähungen - während uns jemand heimfahren muss, da man nach der Narkose nicht fahrfähig ist - runden das Ganze dann noch negativer ab; wenn dies überhaupt noch negativer geht... Nun ja, dies alles trägt nicht gerade dazu bei, dass das Thema "Vorsorge bei Darmkrebs" ein Hit ist. Am Ehesten trauen sich die Älteren unter uns das zu, da das Risiko für Darmkrebs von Lebensjahr zu Lebensjahr steigt und die Krankenkassen die Vorsorgeuntersuchungen ab dem 50. Lebensjahr übernehmen.

Verstehen Sie mich nicht Falsch Darmkrebs Vorsorge ist sehr Wichtig aber noch wichtiger ist es, dass was Sie den Darm zuführen und was Sie im Damit antun.

Im Guten so wie im schlechten.

Nein irgendwie ist der Darm eines Tabus-Themas, über das man nicht gerne spricht – nun ja – ist ja auch verständlich…. Wer redet schon gerne über den Abfall, den er so produziert? Schämt man sich ja schon für seinen normalen Hausmüll… ☺

Dabei wird der Darm völlig ohne Grund stiefmütterlich behandelt!! Denn wussten Sie, dass der Darm ein eigenes Nervensystem hat (genannt das ENS = enterales Nervensystem) und 2/3 unseres Immunsystems sowie 20 eigene Hormone dort produziert werden? Nein?
Oh es kommt noch besser!

Der Darm hat entscheidenden Einfluss auf unsere Haut und damit auf unser Aussehen! Habe ich jetzt ihre uneingeschränkte Aufmerksamkeit?

Ich wusste, dass es spätestens jetzt für sie spannend wird! Denn wer möchte nicht eine strahlende, makellose und reine Haut haben? Die Haut ist neben den Haaren DAS Anzeichen für das Alter. An Ihr sehen wir Falten, Altersflecken, Unreinheiten, Dellen und allerhand andere Dinge, die uns auf das Alter der Person Hinweise geben. Möchten sie mehr darüber erfahren? Dann lesen sie sorgfältig weiter!

Also: was hat der Darm mit der Haut zu tun?
Warum bezeichnen manche die "Haut als
Spiegelbild des Darmes"?
Nun, ich will es ihnen an den Erkenntnissen, die die
Forscher und Ärzte bisher erkannt haben, erläutern:

Darm und Haut sind beides Ausscheidungsorgane!
Beides sind die größten Organe des Körpers! Und:
der Darm ist das größte und die Haut das
zweitgrößte Einfallstor für Krankheiten!!!
Sitz des Immunsystems im Darm (siehe oben) und
damit Effekt auf dem ganzen Körper
Aufnahme der Nahrungsbestandteile, vor allem der
Vitamine, Mineralstoffe und Spurenelemente
("Mikronährstoffe"}, die für unsere Gesundheit
sorgen.

Und jetzt konkreter

Die Sache mit dem Vitamin K :

Vielleicht wussten sie nicht, dass Vitamin K ein
wichtiger Faktor für die Gerinnung von Blut ist.
Vielleicht wussten Sie auch nicht, dass Vitamin K
im Dickdarm synthetisiert wird. Aber sie können
sich sicherlich vorstellen, wie sehr man in Panik
geraten kann, wenn der Schnitt im Finger oder die
blutende Nase nicht aufhören wollen zu bluten! Ja
richtig – sorgt für ein mulmiges Gefühl oder? Tja,
bei Leuten, die nicht genügend Vitamin K durch
ihren kranken Darm synthetisieren können, bilden
sich kleine Blutpunkte, sogenannte "Petechien" auf
der Haut, die leider nicht so schön aussehen.

Wo finde Sie Vitamin K:

Siehe **Vitamin-K im** Lebensmittel Anhang

Wieviel Vitamin K benötige ich.
Der durchschnittliche Erwachsene benötigt am Tag
60 - 80 µg

Frauen und das Problem mit dem Eisen:

Jedes weibliche Wesen nach der 1. Periode kennt
das Problem: Die monatlichen Blutungen lassen bei
vielen Frauen die Eisenvorräte in den Keller fahren
und man hat es mit Haarausfall, Leistungsabfall,
eingerissenen Mundwinkeln und blasser Haut zu
tun. Das mit der blassen Haut wäre wohl ein
kostengünstiger, ganz heißer Tip für Asiatinnen,
jedoch handelt es sich hier nicht um die
gewünschte vornehme Blässe, die diese Damen
wünschen, sondern eher um ein für jeden Laien
sichtbaren beweis von Krankheit.

Dies zum Thema Haut und wenn man noch erwähnt, dass ein Eisenmangel mit Leistungsknick und Atemnot einhergeht "keuch keuch. wann sind wir endlich im 2. Stock?", dann ist das gar nicht mehr sexy und man fragt sich was man dagegen tun kann. So hat man hat die Alternative zwischen Eisentabletten (welche für schwärzlich-gefärbten Kot der schlimmer noch Verstopfung sorgen) oder sehr hohen Fleischkonsum (worauf dann die Vegetarier und Veganer nicht wirklich geil darauf sind). Doch es gibt einen besseren Ratschlag: pflegen sie ihren Darm, sodass er ohne Schwierigkeiten das Eisen der Nahrung aufnehmen kann. So einfach ist es wirklich!

Wo finde ich Eisen?
Siehe Eisenhaltige im Lebensmittel Anhang

Wieviel Eisen benötige ich
Der durchschnittliche Erwachsene benötigt am Tag 10 – 15 mg.
Frauen 15 mg (Schwanger 30 mg), Männer benötigen 10

Hauptquartier des Immunsystems:

wie bereits oben berichtet, ist der Darm das sogenannte Polizei-Hauptquartier des Immunsystems. Es ist nicht schwer darauf zu schließen, dass, je besser es ihrer Bakterien-Polizei geht, es auch ihrer Haut geht! So können wir es aus 20 Meter Entfernung sehen, ob jemand krank oder gesund ist - und zwar nicht nur an seinem 3-Tage-Regen -Gesicht, den dieser arme Mensch wahrscheinlich hat, sondern zu aller erst an der Haut! Die Haut zeigt mit ihrer Farbe, ihrem Geruch, ihrer Struktur und ihren Erscheinungsformen, wie es uns im Inneren geht. Und hierbei hat der Darm neben unserer Seele den wohl größten Anteil. Die Haut ist quasi ein Spiegelbild unseres Darmes.

Das Kreuz mit den Allergien:

Die wichtigste Phase unserer Verdauung findet im Dünndarm statt, wenn die maximale Fläche auf die winzigste Zerkleinerung der Nahrung trifft. Hier entscheidet sich dann auch, was wir gut oder schlecht vertragen oder ob wir sogar Allergien auf manche Lebensmittel entwickeln. Wenn wir plötzlich Atemnot auf Nüsse kriegen, dann ist dies offensichtlich eine Allergie. Schwieriger wird es, wenn die Unverträglichkeit versteckt oder indirekt auf den Körper wirkt – in Form von unschönen Hautveränderungen wie zum Beispiel roten Äderchen, Wulstungen und anderen Dingen auf der Haut, mit denen man nicht gerade einen Schönheitswettbewerb gewinnen wird.

Vitamin B7 = Biotin

das "Schönheitsvitamin" sorgt für gesund und glänzend aussehende Haare, Haut und Fingernägel und wird natürlich ebenfalls über den Darm aufgenommen. Wenn also der Darm krank ist, dann wird dieses Vitamin ungenügend resorbiert und sorgt somit für schlechtere Haut, Haare und Nägel.

Wo finde ich Vitamin B7.
Siehe Vitamin B7 im Lebensmittel Anhang

Wieviel Vitamin B7 benötige ich
Der durchschnittliche Erwachsene benötigt am Tag 30 bis 60 Mikrogramm.

Einige Erkrankungen der Haut, die auf einen kranken Darm hinweisen können

Viele Hautkranke sollten sich nicht wie Hautkranke behandeln, sondern wie Darmkranke! So weis man heute, dass Milchprodukte, Gluten sowie zu viel Salz, schlechte Kohlenhydrate und Fette den Darm sehr stark schädigen können und Krankheiten hervorrufen können, bei denen man zunächst nicht auf den Darm Schließen würde.

Neurodermitis, zum Beispiel. Neurodermitis ist die häufigste, chronische Hautkrankheit bei Kindern, die aber auch viele Erwachsene nervt. Bei dieser Erkrankung ist das Immunsystems überaktiv und verursacht trockene, rissige, schuppige Haut, die mit feuchten Bläschen und heftigem Juckreiz reagiert.

Betrachtet man die Krankheit genauer und behandelt sie nicht nur symptomatisch mit Cortison, so fällt auf, dass oft eine gestörte Darmflora die Ursache ist! Das heißt, es fehlt an den guten Bakterien, genau gesagt die "Milchsäurebakterien" und es herrscht häufig zu viele schlechte Bakterien vor. Eine Stuhlprobe kann hier Auskunft geben.

So was konnten wir dagegen tun?

Wir wissen jetzt was für Sache ist, aber wie geht es weiter? Hier finden Sie Tipps für einen gesünderen Darm und, schließlich, gesunder, sexy Haut!

1. Die Wichtigkeit von Flüssigkeiten

Wir wissen schon alle wie wichtig es ist, dass wir genügend Wasser trinken. Unsere Körper brauchen so viel Wasser am Tag, weil der durchschnittliche Erwachsener ist 50 bis 60 Prozent aus Wasser gemacht!
Jetzt fühlen Sie sich wie einen Obst oder irgendwas, oder!?

Aber so ist es. Wasser ist der Marktführer von natürlich Reinigungsmittel, und der Darm braucht es ohne Ende. Für die Säuberung unseres Darmes und ganzen Körper, brauchen wir Flüssigkeiten, und am besten, Flüssigkeiten ohne Koffein (Kaffee, schwarzer Tee).

Wenn Koffein Ihr Darmsystem betritt, beeinflusst es die Geschwindigkeit worauf Ihr Körper mehr Wasser annimmt. Man muss öfters auf die Toilette gehen und Wasser lassen, und dass bedeutet nur ein Ding, weniger Wasser für Ihren Darm. Der Darm muss Flüssigkeiten aufnehmen, damit er alles bearbeiten kann. Eine Wirkungsweise von Koffein ist es , dass Ihr Darm, eigentlich zu viel, zu schnell aufnimmt, und das bedeutet: Durchfall.

2. Sie sollten Alkohol in Masen trinken

Ich weiß, das wollte ich auch nicht hören.

Forschungen weißen darauf hin, dass Alkohol und Reizdarmsyndrom klar zusammenhängen.

Wenn man Alkohol auf Dauer trinkt, dann spürt der Darm das.

Ab und zu könnten auch Resorption Störung (Störung der Aufnahme) von Vitaminen und Mineralien geschehen und das hört sich gar nicht gut an.

Allerdings ist Wein besser für Ihren Darm als Bier. Gärungsalkohol scheint schlechter für Ihren Darm zu sein. So machen Sie sich keine Sorge darum, Müller-Thurgau darf immer noch eine Brautjungfer sein!

3. Rauchen Sie nicht

Jeder Mensch weiß das Rauchen total schädlich für den Körper ist. (Warum ist es immer das, was wir lieben, das uns so stark schädigt?)

Der Darm ist hierbei keine Ausnahme. Rauchen und Kolorektalkrebs gehen zusammen Hand in Hand. Nicht alle Menschen, die rauchen werden Kolorektalkrebs bekommen, natürlich, aber die Hauptsache ist, dass rauchen schädlich für den Darm ist.

Ein verletzter Darm wird mit Sicherheit auch verletzte Haut bedeuten.

4. Die Ernährung

"der Tod sitzt im Darm" oder "du bist was du isst"

Diesen Slogan haben wir wohl alle schon mal gehört. Was im ersten Moment lustig klingt, hört sich bei genauerem Hinhören logisch aber auch beklemmend an.

Denn wenn man so überlegt, was man gerne isst, kann man sich gut vorstellen, dass dies dem Darm gar nicht so gut gefällt! Zuviel schlechtes Fett in Form von Transfettsäuren = gehärtete Fette (Kuchen, Kekse, pflanzliche Öle) führt zu Entzündungen im Körpers bzw. die richtigen Fette haben eine antientzündliche Wirkung! Farbstoffe, Konservierungsstoffe, Geschmacksstoffe – alles bitte weglassen! Vor allem sollte man weißes Mehl (Weizen insbesondere) und weißen Zucker (Rohrzucker, Malzzucker) meiden -> Zucker ist ein Vitaminraueber und macht den Darm kaputt & Darmpilze lieben Zucker und Darmpilze sind nicht immer gut für den Darm (ich weiß... leider ist wie immer das leckere Zeugs nicht gut für uns). Es lohnt sich, ein paar YouTube-Videos anzuschauen oder ein paar gute Fachartikel zu lesen, welche Nahrungsmittel genau für den Darm gut sind und welche schlecht sind (Ich werde schon ein paar nennen). Ein Homöopath kann man auch zu Rate ziehen. Homöopathen verordnen generell zu Beginn jeder Therapie eine Darmsanierung mittels 4- 6-wöchiger Abstinenz von weisem Mehl und weisem Zucker.

5. "Gluten"

Dies ist das natürliche Klebe-Eiweiß vieler Getreidesorten, welches super zum Backen ist, aber bei sehr vielen Menschen die Darmwände kaputt macht und somit können unverdaute Nahrungsbestandteile direkt in den Blutkreislauf gelangen. Und hier kann es vom Immunsystem angegriffen werden, da das Eiweiß der Nahrungsmittel dem des Körpereiweißes ähnelt! Viele Menschen spüren keinen direkten Zusammenhang von Glutenhaltigen Lebensmitteln haben aber trotzdem schon Auswirkungen, die sie (noch) nicht sehen. Andere hingegen spüren es bereits, indem sie Durchfälle, übelriechende Blähungen oder Verstopfung haben oder sogar noch starke Schwierigkeiten(Krämpfe/Schmerzen). Gluten sind enthalten in Weizen, Reis, Nudeln, Mais, Hafer, Roggen. Wer nicht auf seine Backwaren verzichten möchte, der kann in das Reformhaus kann man glutenfreie Backwaren erhalten.

Ansonsten kann man auf glutenfreie Lebensmittel wie Amaranth, Qinoa, Hirse, Buchweizen, Kartoffeln, Süßkartoffeln. Und diese Getreidesorten sorgen auch für eine besser aussehende Haut, da sie die Haut nicht so aufquellen lassen!

6. Stichwort "Darmsanierung"

während es bei gesunden Menschen reicht, deutlich mehr Ballaststoffe zu essen, Stress und vor allem Breitband- Antibiotika versuchen könnten zu vermeiden, brauchen die bereits Darmkranken etwas mehr Aufmerksamkeit. Sie können sie spezielle Medikamente nehmen, Entlastungstage einzuhalten oder sogar zu Fasten, wenn der Arzt dazu rät. Auch kann der Arzt einen Einlauf machen.

Sie sagen jetzt wahrscheinlich, "okay, aber was mach ich denn jetzt?" Ich weiß, ich habe Ihren die Illusion eines Lebens a la "Ich werde essen was ich will" zerstört. Aber es gibt noch Hoffnung, hier sind ein paar leckere Tipps für Sie, was zu einem gesunden Darm beiträgt und auch ein paar allgemeine Tipps, was gut für Haut und Darm ist.

7. Obst und Gemüse sind der Schlüssel

(aber das wussten wir schon oder?).
Sie dürfen so viel Obst und Gemüse essen und trinken (z.B. Smoothies) wie Sie wollen und es schädigt ihren Körper nicht. Endlich eine gute Nachricht! Nun, eine gute Nachricht für die Leute, die Obst und Gemüse schon lieben. Aber für die Leute wie ich, die nicht so viel Wert auf Gesundheit allgemein legen, sind hier ein paar Ratschläge, weil ich weiß, dass Sie überfordert sind! Was am besten ist, sind Obst und Gemüse, die ballaststoffreich sind, zum Beispiel: Himbeeren, Birnen, Äpfeln, Bananen, Orangen, gekochte Artischocke, Erbsen, Brokkoli. Nicht so schlecht, oder?

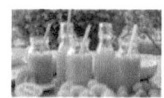

Buchempfehlung für Smoothies -**Smoothie Rezepte-** Anti – Agien „to go"
(https://www.amazon.de/Smoothie-Rezepte-für-Ihr-ANTI-ebook)

8. Fleisch

Für die Leute, die Fleisch einfach gern haben, es
tut mir so leid für Sie,
weil jetzt eine schlechte Nachricht kommt.
Menschen essen heutzutage viel zu viel Fleisch wie
unser Körper eigentlich bräuchte. Menschen sollten
eigentlich Fleisch nur einmal in der Woche essen.
Zu viel Fleisch schadet dem Darm und führt zu
Darmkrebs.
Bearbeitetes Fleisch wie Wurst, Aufschnitt, Burger,
Speck, sind schlimmer für uns als frisch
gebackenes Hähnchen, Rindfleisch oder Schwein.
Wann Fleisch Bearbeitet wird, entwickeln sich
Krebsauslöser. Gruselig oder? Forschungen
zeigen, dass Leute, die regelmäßig viel rotes
Fleisch essen, ein 50 Prozent größeres Risiko für
Darmkrebs im Vergleich mit den Menschen, die
selten rotes Fleisch essen, haben.

9. Acidophilus

Acidophilus sind Bakterien, die schon in Ihrem
Körper wohnen. Sie wohnen hauptsächlich im Darm
und Vagina. Die kleinen Bakterien sind gute
Bakterien und sie regulieren der Darm, sodass es
immer eine sauerhaltige Umgebung bietet. Ohne
eine sauerhaltige Umgebung wachsen schädliche
Bakterien, und das könnte ein ungesunder Darm
bedeuten. Acidophilus ist normalerweise ein Natur-
ersatz für echte Medikamente. Sie helfen mit dem
Verdauungsprozess und regulieren den Stuhlgang,
sodass man weder Durchfall oder Verstopfung hat.
Ich muss zugeben, ich habe Acidophilus oft benutzt
und es hat mir sehr gut geholfen.

10. Wundermittel Apfel Essig

Apfelessig ist ein Naturwunderwerk.

Forschungen weisen darauf hin, dass Apfel Essig wirklich gut nicht nur für das Verdauungssystem ist, sondern auch für Ihre Haut! Man soll jeden Tag ein Glas Wasser mit einem Esslöffel Apfelessig trinken. Es hilft mit, den Stuhlgang zu regulieren, hilft gegen Magenverstimmung, gegen Akne und auch bei dem Abnehmen!

Was habe ich gesagt? Kann das wahr sein? Das
ist es, ich verspreche es Ihnen.

Die Ethansäure, die in Apfelessig reingesteckt ist,
hilft mit zu einem hohen Stoffwechsel, dass
bedeutet: mehr Energie und das ist immer gut!
Apfelessig hilft auch Wasser aufzunehmen und
Wissenschaftler denken, dass es mit der
Verdauung von Stärke zu tun hat und dies
bedeutet, dass weniger Kalorien aufgenommen
werden.

Was für ein Vorteil, oder?
Er hilft und schmeckt sehr lecker einfach mal
ausprobieren.

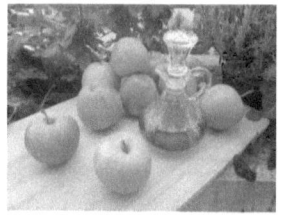

11. Honig das Golden Wundermittel

Die Götter schulden laut der Mythologie dem Honig ihre Unsterblichkeit.

Forscher wie Peter Molan erforschen die Antibakterielle Wirkung von Honig, die natürliche antimikrobielle (Bakterien Abtötende) Wirkung ist erstaunlich.

Besondere haben die Forscher festgestellt, dass Honig auch bei den Bösen Bakterien hilft.

Ja sogar da, wo jede Chemie versagt (Antibiotika resistente Bakterien) .

Wichtig ist das der Honig nicht auf über 40 Grad erhitz werden darf. Kühlen Sie Wasser, Tee oder Milch ab bevor Sie den edlen und leckeren Honig Hinzufügen

Honig hilft gegen Pilze (antimykotischen) und schütz sie vor freie Radikale (antioxidativen Wirkung)
Freie Radikale greifen Ihre Zellen an. Sie töten Zellen oder stören die Zellteilung sprich die Verjüngung der Zellen. Im schlimmsten Fall führt dies zu einer Krebserkrankung.

Frei Radikale finden Sie vereinfacht gesagt überall. Selbst bei Durchfällen hilft das Teufelszeug oder doch eher ein Himmlisches Wundermittel.

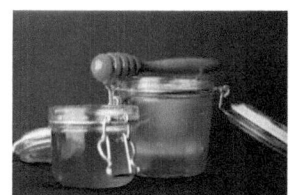

12. Kamillen Tee

Kämpft gegen Übelkeit und Magenschmerzen ->
dies ist gut für das Verdauungssystem und
dementsprechend der Haut auch.

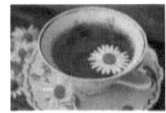

So was haben wir heute gelernt?

Der Darm ist vielleicht das Wichtigste Organ in unseren ganzen Körper und es beeinflusst unsere Haut.

So jetzt, wenn Sie vielleicht Hautprobleme haben und Sie fühlen sich, als ob sie schon alles Mögliche ausprobiert haben und es geht alles einfach nicht, dann hören Sie jetzt endlich auf mit solchen Sorgen!

Es gibt immer Hoffnung!

Vielleicht ist es nur Ihr Darm!

Lebensmittel Anhang

Vitamin K

Vitamin K: Tabelle (Vitamin K haltige Lebensmittel)

Vitamin-K-Lebensmittel	Vitamin K-Gehalt pro 100 Gramm in Mikrogramm
Obst/Gemüse (roh)	
Petersilie	360-790
Blumenkohl	5-300
Brokkoli	99-205
Spinat	200-400
Schnittlauch	190-570
Rosenkohl	177-570
Brokkoli	99-205
Grünkohl	817

Kopfsalat	109
Chinakohl	80
Natto	70
Spirulina-Alge	70
Knollensellerie	41
Avocado	19
Milchprodukte	
Speisequark, 40% Fett i.Tr.	50
Kräuterfrischkäse	40
Emmentaler, 45% Fett i.Tr.	2,6
Chester/Cheddar, 50% Fett i.Tr.	2,3
Magerquark	1,2
Fische, Meerestiere	
Hering (Atlantik)	25
Sprotte	21
Flunder	3
Seelachs	1,6
Kabeljau	1,3
Scholle	1,2
Fleisch, Geflügel, Wurst	
Kalbsleber	89

Hühnerleber	80
Schweinefleisch (Muskel)	18
Rindfleisch (Muskel)	13
Fette und Öle	
Traubenkernöl	280
Rapsöl	150
Kürbiskernöl	112
Olivenöl	33

Eisen

Tabelle: Eisenhaltiges Gemüse, Gewürze und Hülsenfrüchte

Eisenhaltiges Lebensmittel	Eisengehalt in mg/100g
Kardamom	100
Petersilie (getrocknet)	97
Minze (getrocknet)	87
Sauerampfer (getrocknet)	81
Süßholz	41
Zimt	38
Brennnessel (getrocknet)	31
Thymian	20
Sojamehl	11
Ingwer	11
Sojabohnen	8

Linsen	7
Pfifferlinge	6
Weiße Bohnen	6
Erbsen	5
Spinat	4
Petersilie	3
Kresse	3
Fenchel	2
Brennnessel	2
Feldsalat	2
Möhren	2
Wirsing	1
Rote Beete	1
Paprika	0,7

Tabelle: Eisenhaltige
Nüsse und Kerne

Eisenhaltiges Lebensmittel	Eisengehalt in mg/100g
Kürbiskerne	11,
Pinienkerne	9
Leinsamen	8
Mandeln	4
Haselnüsse	4
Kokosraspeln	4
Paranüsse	3
Walnüsse	2
Erdnüsse	2
Kastanien	1

Tabelle:

Eisenhaltiges Obst

Eisenhaltiges Lebensmittel	Eisengehalt in mg/100g
Getrocknete Aprikosen	5
Rosinen	3
Datteln	2
Getrocknete Feigen	2
Getrocknete Äpfel	2
Schwarze Johannisbeeren	1
Rote Johannisbeeren	1
Mango	1
Avocado	1
Brombeeren	1
Frische Feigen	0,8
Himbeeren	0,7
Stachelbeeren	0,6
Heidelbeeren	0,5
Mirabellen	0,5
Zitronen	0,5

Aprikosen	0,4
Erdbeeren	0,4
Kaki	0,4
Kirschen	0,4
Kiwi	0,4
Mandarinen	0,4
Pfirsiche	0,4
Trauben	0,4
Bananen	0,4
Ananas	0,3
Pflaumen	0,3
Rhabarber	0,3

Tabelle: Eisenhaltiges Getreide

Eisenhaltiges Lebensmittel	Eisengehalt in mg/100g
Weizenkleie	16
Sesam	10
Hirseflocken	9
Quinoa	8
Amaranth	7
Weizenkeime	7
Haferflocken	4
Grünkern	4
Buchweizen	4
Hirse	3
Reis (geschält)	3
Gerste	2,8
Roggenmehl	2,1
Vollreis	1,7
Weizenmehl	1,5
Reis (parboiled)	1,4

Tabelle: Eisenhaltiges Fleisch, Wurst und Fisch

Nur zur Vollständigkeit aber nicht zu empfehlen um die Eisen - Vorräte zu füllen.

Eisenhaltiges Lebensmittel	Eisengehalt in mg/100g
Blutwurst	29
Schweineleber	22
Schweineniere	10
Kalbsleber	8
Austern	6
Leberwurst	5
Rindfleisch	3
Schweinefleisch	3
Geflügel	2,6
Kalbsfleisch	2,2
Thunfisch	1,2
Lachs	0,7

B7

B7 Beispiel für das Biotin Gehalt in Lebensmitteln

(in Mikrogramm pro 100 Gramm)

Obst mit B7:	
Bananen:	5 µg/100 g
Erdbeeren:	3 µg/100 g
Aprikosen:	1 µg/100 g
Grapefruit:	0,7 µg/100 g
Kirschen:	0,4 µg/100 g
Birnen:	0,1 µg/100 g

Gemüse mit B7:	
Tomaten:	3 µg/100 g
Erbsen:	2,1 µg/100 g
Spinat:	2 µg/100 g
Blumenkohl:	1 µg/100 g
Spargel:	0,7 µg/100 g

Kartoffeln:	0,2 µg/100 g
Eier:	23,8 µg/100 g

Nüsse mit B7:	
Erdnüsse:	34 µg/100 g
Walnüsse:	20 µg/100 g
Mandeln:	10 µg/100 g

Milch und Milchprodukte mit B7:	
Brie:	5 µg/100 g
Vollmilch:	3,5 µg/100 g
Gouda:	2,6 µg/100 g

Fleisch mit B7:	
Rinderleber:	100 µg/100 g
Schweineleber:	30 µg/100 g
Schweinefleisch:	3,3 µg/100 g
Rindfleisch:	1,9 µg/100 g

Fisch mit B7:	
Hering:	9 µg/100 g
Forelle:	7,7 µg/100 g
Rotbarsch:	4,8 µg/100 g
Kabeljau:	2,7 µg/100 g

Getreide mit B7:	
Haferflocken:	20 µg/100 g
Roggenmehl Type 1740:	4 µg/100 g
Reis, ungeschält:	3 µg/100 g
Reis, geschält:	1 µg/100 g
Weizenmehl Type 405:	1 µg/100 g

Quellen:

http://www.dge.de

http://www.onmeda.de

https://krank.de

Bilder wurden ausschließlich von

https://pixabay.com/de verwende

Rechtliches

Für Fragen und Anregungen:
info@rdw-traders-club.de

BUCHTITEL
Der Darm ist der Spiegelbild der Haut

Aus der Serie
KURZ UND KNAPP

Auflage,1 JAHR 2018
© by M Rock
Herausgeber dieses Buches ist
VERLAG: Rock die Wellen Traders Club

ADRESSE: An der Brenzbahn 6

PLZ, 89073 **ORT**, ULM
Ansprechpartner Rose, Marcus
Steueridentifikation: USt-IdNr.: DE306394148

Bücher Tipps

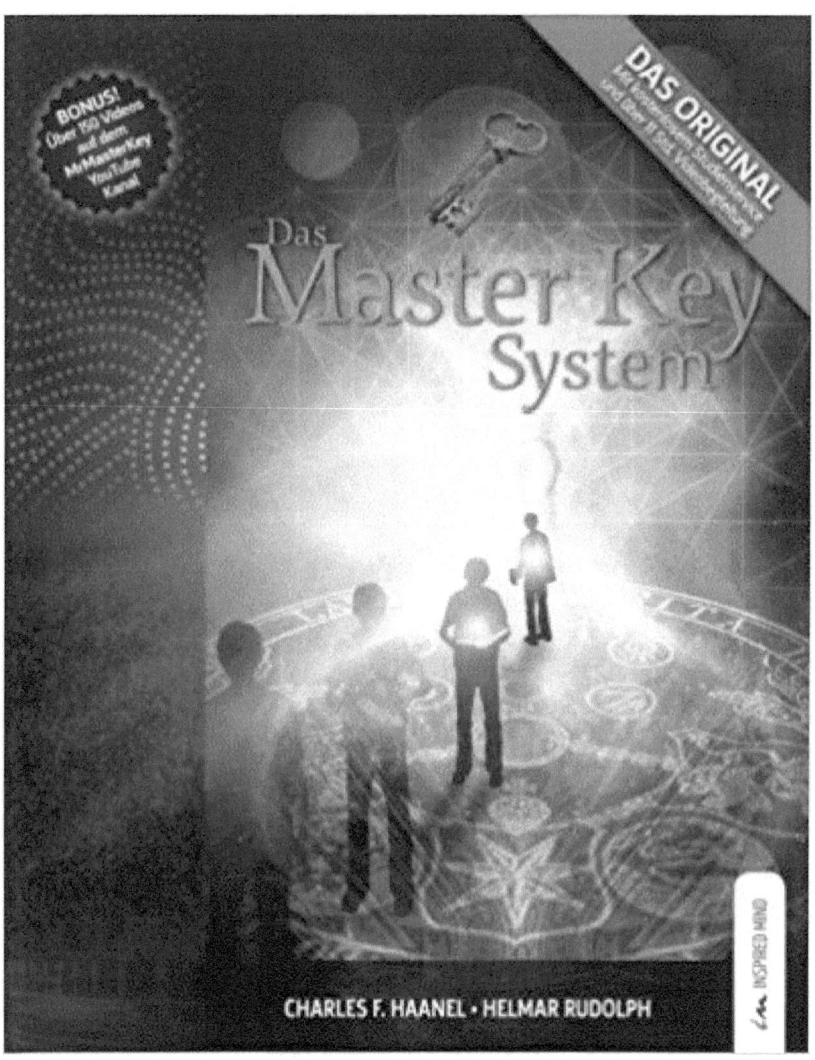

Mehr HIER: Das Master Key System: Ein Leben auf höheren Ebenen

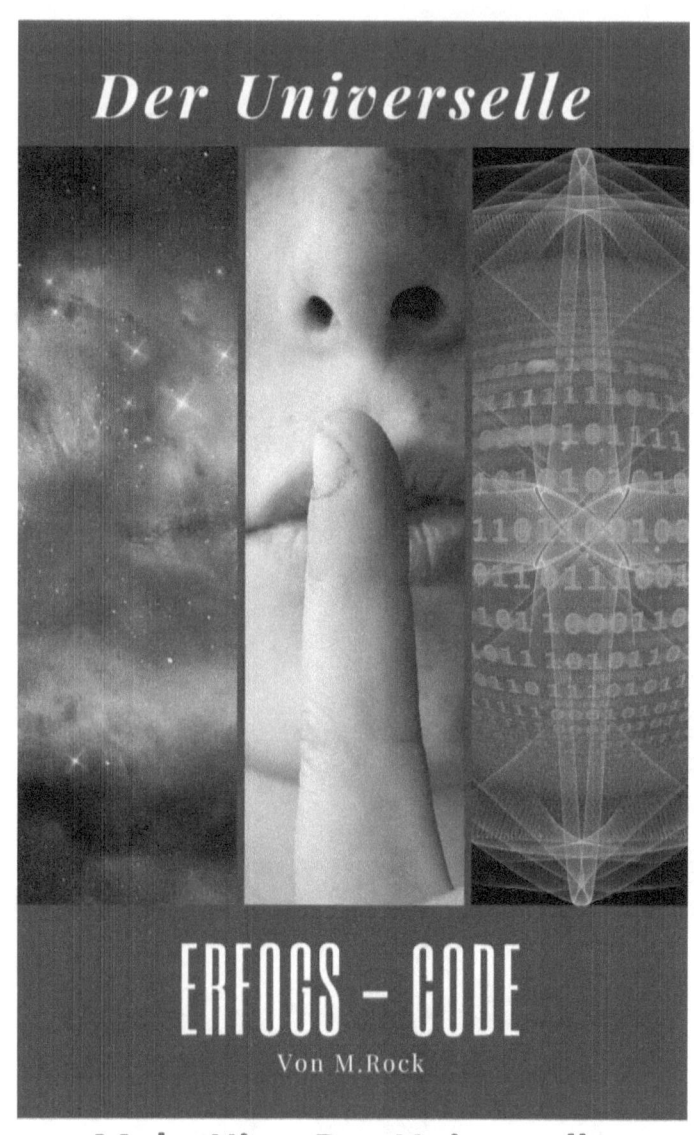

Mehr Hier: Der Universelle
Erfolgscode

Bücher Tipps aus meiner Buchserie
KURZ UND KNAPP

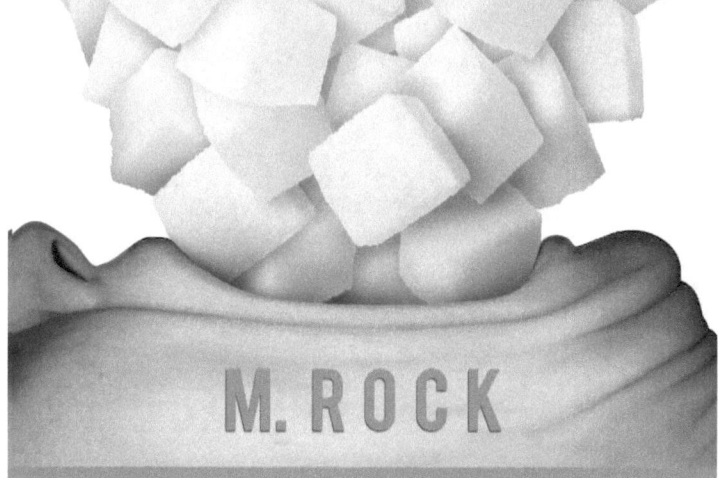

ZUCKER FREI

DER BESTE WEG AUS DER ZUCKER FALLE
DIE VOLKS DROGE NUMMER 1

M. ROCK

MEHR HIER: ZUCKERFREI

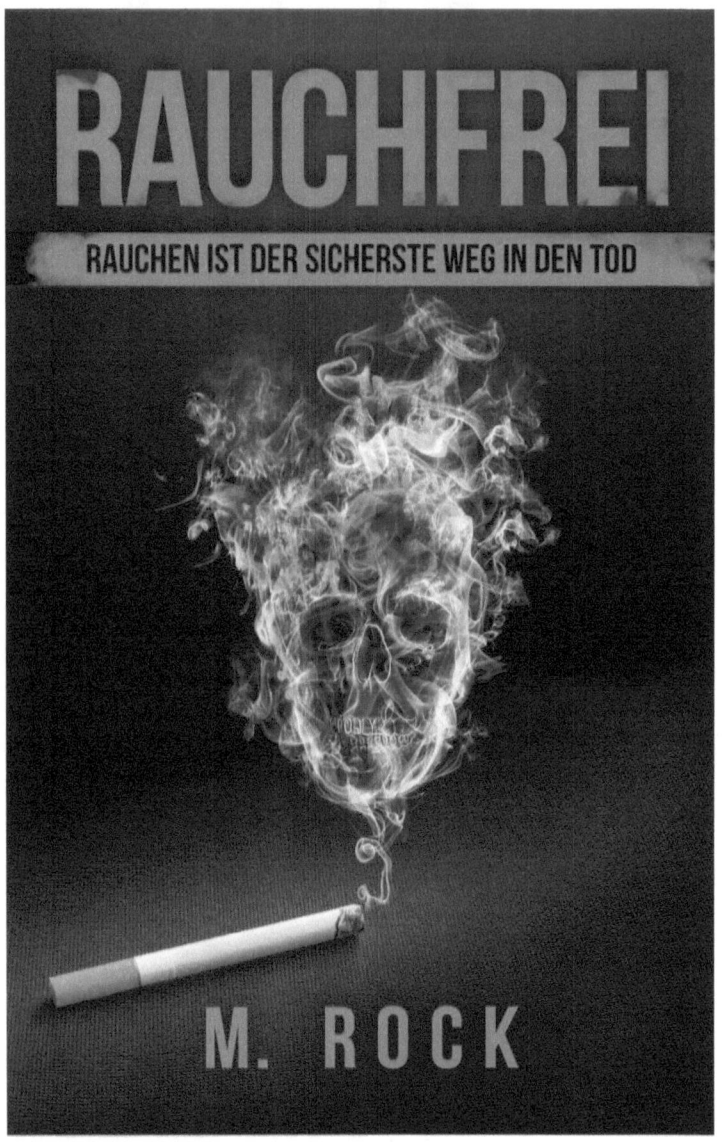

MEHR HIER: RAUCHFREI

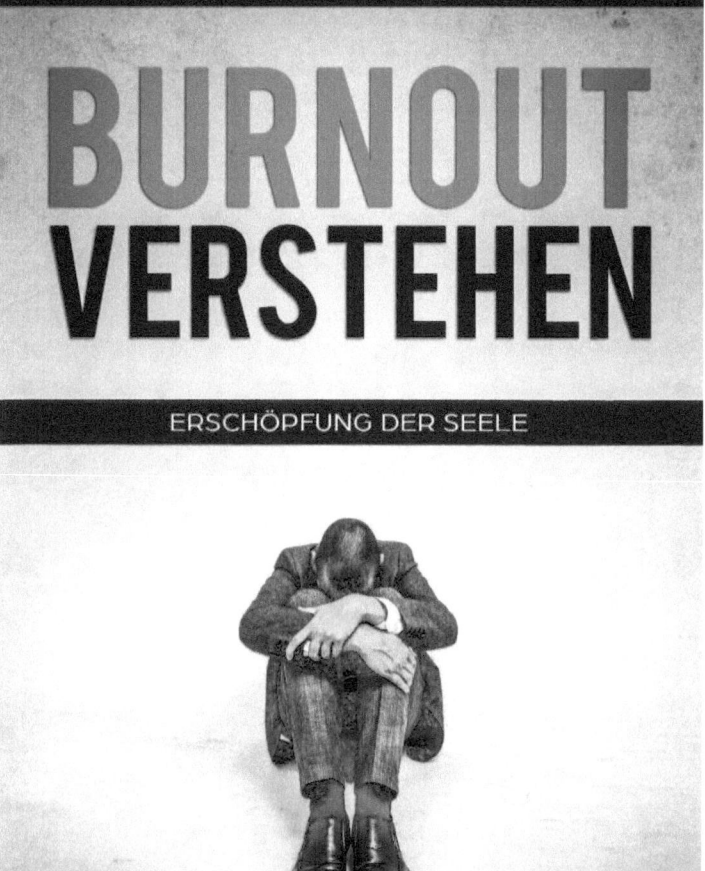

MEHR HIER: Der Darm ist das Spiegelbild der Haut

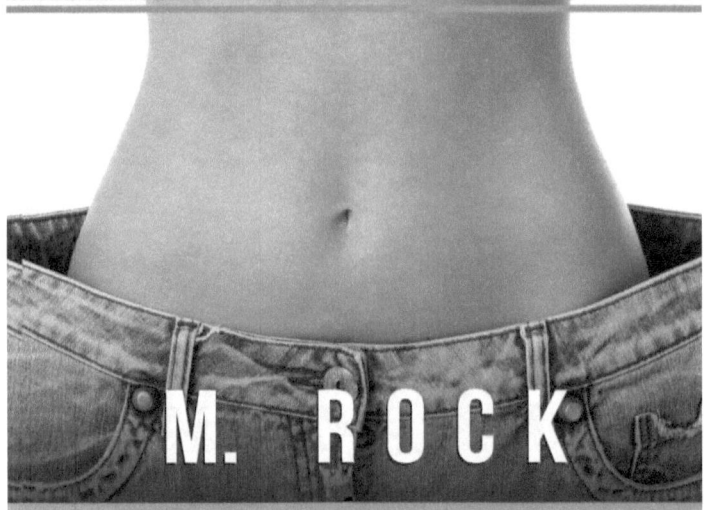

www.ingramcontent.com/pod-product-compliance
Lightning Source LLC
Chambersburg PA
CBHW022345290526
45786CB00014B/2507